从腿开始瘦

梨形身材

—— 逆袭指南 ——

杨斌　时博萌　编著

人民邮电出版社
北京

图书在版编目（CIP）数据

从腿开始瘦 ：梨形身材逆袭指南 / 杨斌，时博萌编
著. -- 北京 ：人民邮电出版社，2025. -- （"健康·家
庭·新生活"指南）. -- ISBN 978-7-115-65485-4

Ⅰ. R161

中国国家版本馆 CIP 数据核字第 2024NA1422 号

免 责 声 明

内 容 提 要

在当今社会，梨形身材的女性普遍面临下半身脂肪堆积的问题，这不仅影响了她们
的外在形象，也对她们的自信心和生活质量产生了负面影响，而本书则为她们提供了全
面的解决方案。本书首先介绍了梨形身材的检测、成因和带来的体态问题等； 接着详
细讲解了如何通过一系列针对性的拉伸和训练改善大腿脂肪堆积、小腿粗等问题，以及
缓解臀部、足部疲劳，从而轻松拥有迷人的腿部线条。此外，本书还阐述了改变生活习
惯的重要性，提供了与改善不良姿势、选择合适鞋子、保养双腿、梨形身材适合穿搭等
有关的小技巧；给出了有助于改变梨形身材的饮食建议，包括 3 种关键营养素与食材推
荐、8 种助力塑造纤细美腿的天然食材。任何想要改变梨形身材以及希望保持身材的女
性都能从本书的内容中获益。

- ◆ 编　　著　杨　斌　时博萌
　　责任编辑　王若璇
　　责任印制　彭志环
- ◆ 人民邮电出版社出版发行　　　　北京市丰台区成寿寺路 11 号
　　邮编　100164　　电子邮件　315@ptpress.com.cn
　　网址　https://www.ptpress.com.cn
　　北京瑞禾彩色印刷有限公司印刷
- ◆ 开本：787×1092　1/32
　　印张：3.75　　　　　　　　　　2025 年 5 月第 1 版
　　字数：88 千字　　　　　　　　2025 年 5 月北京第 1 次印刷

定价：29.80 元

读者服务热线：(010)81055296　印装质量热线：(010)81055316
反盗版热线：(010)81055315

PART ❶

梨形身材不用怕，找出问题所在

PART ❷

轻松拥有迷人的腿部线条，从放松下肢肌肉开始

PART ❸

从现在开始，打造人人羡慕的腿形

PART ④

坚持科学训练，和梨形身材说再见

PART ⑤

改变生活习惯，让双腿越来越美

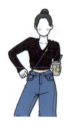
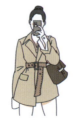
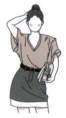

梨形身材不用怕，找出问题所在

1.1 梨形身材大检测

"哎呀，真的是好无奈！看上半身，我好像只有 50 千克，而看下半身，我却像是有 65 千克，这样的身材真的让人有些烦恼！""买裤子的时候，总是找不到合适的尺码。"这些似乎是每个拥有梨形身材的女性常有的感叹。

梨形身材的人肩膀较窄，腰身纤细，拥有宽大的臀部以及丰满的大腿，其脂肪分布主要集中在臀部和大腿区域，造成上半身相对较瘦而下半身较为丰满的视觉效果。这种体形形似一只梨子，因此被称为梨形身材。这样的身材在亚洲女生身上更为常见。只需要测量自己的身高、体重和腰围、臀围，就能判断自己是不是梨形身材。

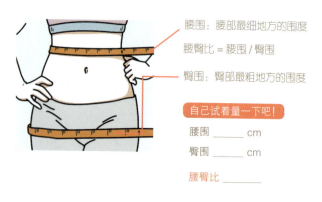

腰围：腰部最细地方的围度

腰臀比 = 腰围 / 臀围

臀围：臀部最粗地方的围度

自己试着量一下吧！

腰围 _____ cm

臀围 _____ cm

腰臀比 _____

如果你的腰臀比小于 0.8（女性）或 0.95（男性），那么你很可能就是梨形身材！

你属于哪种身材？

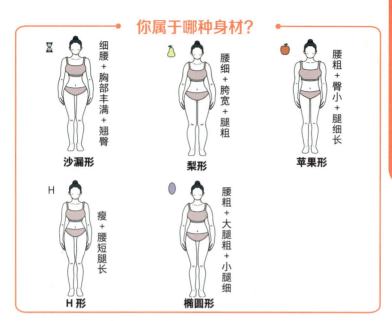

细腰 + 胸部丰满 + 翘臀

沙漏形

腰细 + 胯宽 + 腿粗

梨形

腰粗 + 臀小 + 腿细长

苹果形

瘦 + 腰短腿长

H形

腰粗 + 大腿粗 + 小腿细

椭圆形

你是不是既有梨形身材问题，又有肥胖问题呢？让我们通过一些指标了解一下吧！

身体质量指数（BMI）是评估体重与身高比例的科学标尺。它由体重（kg）除以身高（m）的平方所得。根据 BMI，体重状况可被分为四类。

BMI 参照表

偏瘦 BMI<18.5kg/m²	超重 BMI 为 24~27.9kg/m²
正常 BMI 为 18.5~23.9kg/m²	肥胖 BMI ≥ 28kg/m²

想要了解肥胖的程度，另一个简单而直接的方法就是测量腰围。注意在舒一口气之后再进行测量。

腰围大于 80cm（女性）或 85cm（男性）表明存在较高的腹型肥胖或中心型肥胖风险，腰围大于 85cm（女性）或 90cm（男性），表明确实存在腹型肥胖或中心型肥胖问题。

结合 BMI、腰围和腰臀比，我们可以更全面地评估自己的体形，判断是否存在梨形身材同时伴有肥胖问题。

1.2 探索梨形身材的原因

深入了解产生梨形身材的五大原因

1. 遗传因素

家族遗传对体形有着不可忽视的影响。若父母拥有较为丰满的腿部，则子女很可能继承这一体形，具有类似的腿部轮廓、肌肉结构和脂肪分布模式。

2. 生活方式

久坐的生活方式已成为现代女性常见的健康隐患，特别是办公室人群。久坐不动会严重影响下肢的血液循环，进而引起腿部浮肿和脂肪的过度堆积，导致下半身显得肥胖。

3. 生育影响

女性在怀孕期间，体内的激素水平会发生显著变化。为了胎儿的发育，身体会储存更多的脂肪。产后的调养过程也可能导致体内脂肪进一步增加，尤其是在下半身区域。

4. 健康问题

某些健康问题可能导致体重增加或下肢水肿，例如糖尿病和肝肾功能异常等疾病。下肢水肿会使腿部看起来肥胖。

5. 饮食习惯

饮食习惯对体形的影响不容忽视。咸味和辛辣食物通常含有较高盐分，过多摄入可能导致身体潴留过多的水分，使腿部更容易出现水肿和肥胖现象。

1.3 不要为梨形身材过度烦恼

拥有梨形身材的女生不必过度烦恼，这种体形其实并没有想象中那么糟糕。我们可以将其与苹果形身材进行对比，以更好地理解其特点。苹果形身材的特征是腰腹部脂肪堆积，俗称"腿细腰粗"。与梨形身材相比，苹果形身材带来的健康风险更高，尤其是心脏病和 2 型糖尿病的风险显著增加。这是因为脂肪分为内脏脂肪和皮下脂肪两种类型，而苹果形身材的脂肪主要是内脏脂肪。内脏脂肪不仅可能引发血管硬化和炎症，还会分泌促炎症因子，直接导致血管硬化，使体内毒素难以正常排出，与多种慢性疾病密切相关。

相比之下，梨形身材以下半身丰满为特点，拥有这种身材的人通常血压较低，整体健康状况较好。梨形身材的脂肪主要集中在臀部和大腿，属于皮下脂肪，其内脏脂肪较少，因此健康风险相对较低。

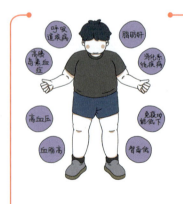

早在 2008 年，一项美国研究就发现，人体臀部周围堆积的皮下脂肪可以帮助人体控制血糖，从而降低糖尿病的发生率。最近发表在《美国医学协会杂志》的一项针对 430000 人的研究发现，腰腹部是肾脏、胰腺、肝脏等重要器官的集中地，如果该部位脂肪过多，就会破坏胰腺系统，增加高血压、血脂异常、脂肪肝、糖尿病等病症的风险。

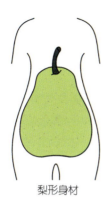 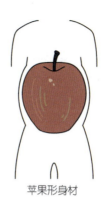

梨形身材　　**对比**　　苹果形身材

特点	梨形身材	苹果形身材
腰臀比例	腰细，臀部和大腿丰满	腰围粗，臀部相对扁平
肩臀比例	肩窄于臀	肩臀宽度相近
腹部特征	腰部曲线明显	腹部突出，腰线不明显
下肢特征	小腿粗壮	腿部相对纤细
脂肪分布	下半身集中	腰腹部集中

　　梨形身材的女性普遍拥有较低的胰岛素抵抗风险，但这并不意味着可以忽视均衡饮食和规律作息。每天摄入足够的优质蛋白、膳食纤维，避免久坐，才能让自己更加健康。

1.4 检查双腿发现梨形身材秘密

改变梨形身材的关键之一是拥有一双健康且美观的腿部。美腿不仅外观修长，其肌肉也结实有力，这要通过适量的运动和恰当的腿部护理来实现。

面对镜子自然站立，检视双腿，注意其是否存在肌肤干燥、浮肿或不匀称等问题。腿形均衡和美观的标志：双腿的大腿、膝盖和小腿间存在适度空隙，如下图所示。让我们仔细检查一下自己的双腿，发现腿形的问题所在。

双腿腿形检查

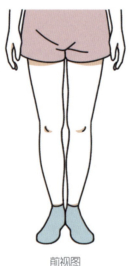

前视图

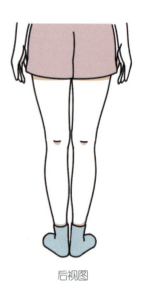

后视图

站立，两脚分开，与肩同宽，确保双腿自然伸直，不要紧张或刻意伸展。使用镜子从前面、后面和侧面观察腿部的形态和线条。

前侧和后侧

注意观察大腿前后是否有明显的脂肪堆积或肌肉松弛的情况。良好的大腿前侧应展现出清晰的肌肉线条，没有过多的脂肪覆盖。

内侧和外侧

检查大腿内侧和外侧的肌肉和脂肪分布情况。如果腿部内侧紧实且没有过多的脂肪堆积，则大腿线条会更加流畅。大腿外侧应展现出健康的肌肉曲线。

小腿曲线

小腿的形状受到小腿肌肉和脚踝周围脂肪分布的影响。小腿通常呈现均匀的肌肉线条感，且没有过多的脂肪堆积。检查时，注意小腿中部至脚踝的逐渐收窄是否自然，是否存在脂肪堆积或水肿现象。

水肿与脂肪堆积

观察双腿是否有不正常的肿胀或脂肪堆积现象。水肿会使腿部看起来更粗，并且伴随有一些健康风险，同时也影响整体腿部美感。

以上均为肥胖型双腿的表现，有的梨形身材女生不仅是腿部脂肪问题，也可能和你的体态有关！

体态问题检查

现代人习惯了久坐的生活方式，这会导致骨盆前倾、髋关节长期处在屈曲的状态，长时间的骨盆前倾会使大腿前侧变得越来越粗壮。另外，长期久坐导致臀肌无力，走路、站立等本应由臀肌主要负责的工作，久而久之都由大、小腿来承担，腿形就会变为下图所示形状，出现常见的膝超伸体态问题。

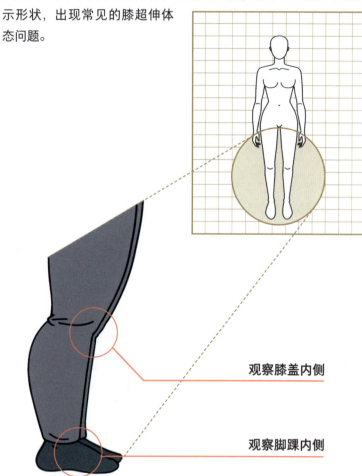

观察膝盖内侧

观察脚踝内侧

骨盆前倾自测法

找一面平整的墙，以便准确评估。

背墙站立，站立时，脚跟、臀部、背部和头部都贴紧墙面。

尝试将手塞入腰部和墙壁之间的空隙。若空隙刚好容纳一掌，则你的骨盆位置相对正常，脊柱的生理曲度处于一个健康的范围。若空隙轻松容纳一拳头，则你存在骨盆前倾的情况，即骨盆向前倾斜，腰椎曲度可能增加。

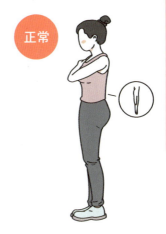

正常

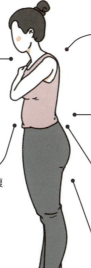

骨盆前倾

颈部前伸

骨盆前倾时，肩部和颈部会不自觉地用力，肌肉变得紧张僵硬。

小腹突出

骨盆前倾时，腰椎前凸，小腹自然向外隆起。

驼背

骨盆前倾时，胸椎后移，导致驼背

腰酸背痛

骨盆前倾增加了腰椎的压力，背部肌肉长期处于被挤压的状态，导致腰酸背痛。

便秘

骨盆前倾时，盆腔空间被压缩，脏器被压迫，导致直肠活动缓慢，引发便秘问题。

膝超伸自测法

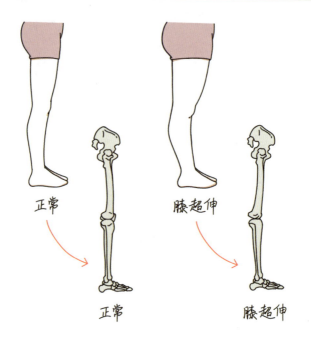

正常　　　　　膝超伸

正常　　　　　膝超伸

1. 自然站立时，从侧面看，腿呈反弓形。
2. 自然站立时，骨盆有些前倾，小腹凸出。
3. 赤足站立时感觉前脚掌承重更多，重心前移。

　　如果上述情况你出现两个或两个以上，那么你很有可能存在膝超伸的问题！

轻松拥有迷人的腿部线条，从放松下肢肌肉开始

2.1 轻松拉伸大腿肌肉

　　改善大腿外形，从拉伸大腿相关肌肉开始吧！长期久坐，不正确的走路或者站立姿势，会让大腿肌肉变得越来越紧张。若臀部长期无力，则这种情况会加剧。

拉伸容易被忽视的大腿前侧肌肉

● 大腿前侧肌肉 ●

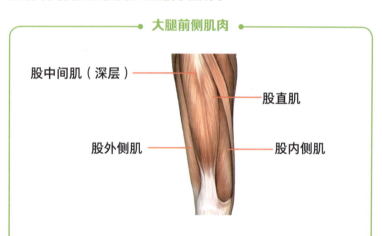

股中间肌（深层）

股直肌

股外侧肌

股内侧肌

　　大腿前侧肌肉主要为股四头肌，它由四块肌肉组成：股直肌、股中间肌、股外侧肌和股内侧肌。股四头肌的主要功能是伸直膝关节，而股直肌除了参与膝关节伸直，还具有屈髋的功能。

⚠ 一起来运动一下吧！

髋屈肌
被动拉伸

主要肌肉　股四头肌　髂腰肌

训练目的　柔韧性

⚠ 新手注意点：运动时不要屏住呼吸。

01

双腿伸直，侧撑于地上，腿部与靠近地面的手臂前臂支撑身体。

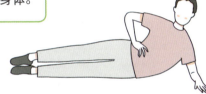

02

上方腿屈膝，同侧手在身后抓住同侧脚，并将脚压向臀部，直到大腿前侧肌肉有中等程度的牵拉感。保持姿势至规定时间，对侧亦然。

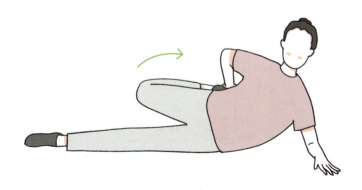

股四头肌主动拉伸

主要肌肉　股四头肌

训练目的　柔韧性

⚠ 新手注意点：运动时不要屏住呼吸。

01

双脚并拢站立，手扶住跳箱保持身体平衡。

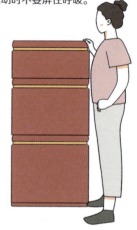

注意保持平衡

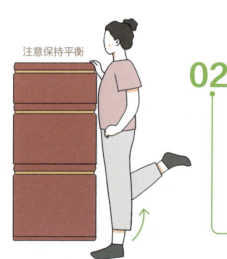

02

一侧腿主动屈膝，脚跟最大限度地靠近臀部，使目标肌肉有一定程度的牵拉感。保持姿势至规定时间，对侧亦然。

股四头肌
被动拉伸

主要肌肉 股四头肌

训练目的 柔韧性

⚠️ 新手注意点：运动时不要屏住呼吸。

01

身体呈侧卧姿，下侧手臂和腿伸展；上侧腿屈髋屈膝，上侧手臂伸直，手握住脚踝。

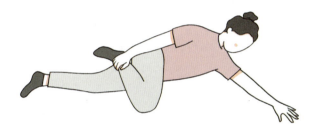

02

上侧手将腿向脚部拉，直至该侧腿股四头肌和髋屈肌有中等程度的牵拉感。保持姿势至规定时间，对侧亦然。

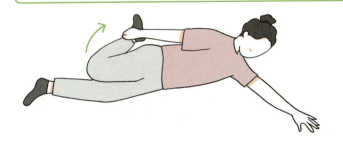

动态屈膝坐

主要肌肉　股四头肌　胫骨前肌

训练目的　柔韧性

⚠ 新手注意点：运动时不要屏住呼吸。

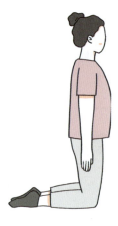

01

跪姿，脚背向下，躯干和大腿直立。

02

臀部逐渐向后坐至目标肌肉有一定程度的牵拉感，双手置于身体前侧地面上。回到起始姿势，重复规定次数。

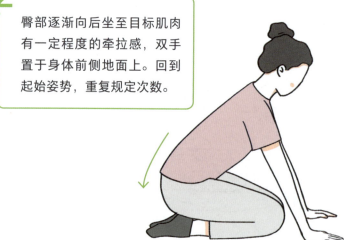

前倾拉伸

主要肌肉　股四头肌　髋屈肌

训练目的　柔韧性

⚠ 新手注意点：运动时不要屏住呼吸。

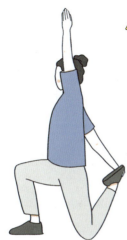

01

身体呈前后分腿跪姿，右腿在前，脚掌踩地，左腿在后，右手握住左踝，左手伸直上举。

02

背部保持挺直，右手尽量将左踝拉向臀部，身体逐渐前倾，直至左腿股四头肌和髋屈肌有中等程度的牵拉感。回到起始姿势，重复规定次数。

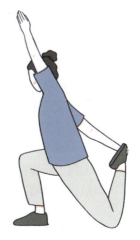

拉伸容易被忽视的大腿内侧肌肉

● 大腿内侧肌肉 ●

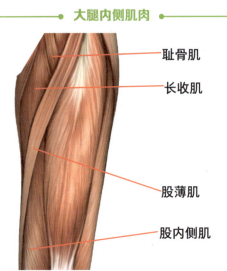

耻骨肌

长收肌

股薄肌

股内侧肌

　　股内侧肌位于大腿内侧，是股四头肌的一部分，也是大腿内侧最大的肌肉。其主要负责大腿的内收（向身体中线移动），同时也参与髋关节的伸展和外旋动作。长收肌位于耻骨肌内侧，由闭孔神经支配，主要作用是使髋关节内收和外旋。股薄肌位于大腿内侧，是大腿内侧肌肉的一部分，除了内收大腿，还能协助髋关节伸展和外旋，对于维持步态的稳定性和进行多方向的运动非常重要。

⚠ 一起来运动一下吧！

动态坐式跨坐

主要肌肉 耻骨肌　长收肌　大收肌
　　　　　 腘绳肌　腓肠肌　比目鱼肌

训练目的 柔韧性

⚠ 新手注意点：腰部避免过度弯曲。

01

坐姿，背部平直，双腿伸直并向外打开，双手支撑于身体侧后方。

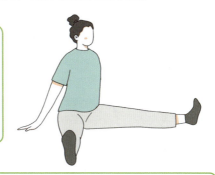

02

身体逐渐前倾至目标肌肉有一定程度的牵拉感。回到起始姿势，重复规定次数。

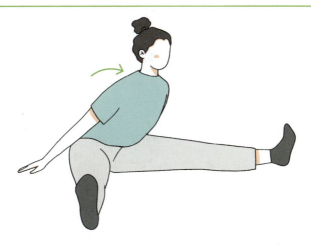

蛙式跨坐

主要肌肉 耻骨肌　长收肌　大收肌

训练目的 柔韧性

⚠️ 新手注意点：禁止塌腰。

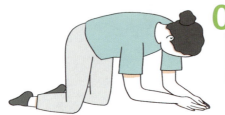

01

跪撑，躯干前倾，双臂前臂支撑于地面。

02

双膝打开至最大限度，使目标肌肉有一定程度的牵拉感。在规定时间内保持姿势。

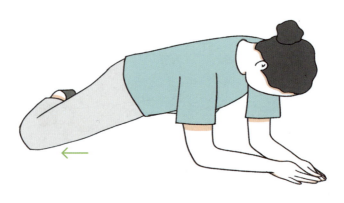

蝴蝶式体前屈

主要肌肉　耻骨肌　大收肌　长收肌
　　　　　　竖脊肌

训练目的　柔韧性

⚠ 新手注意点：运动时不要耸肩和屏住呼吸。

01

坐姿，双腿屈膝，双脚脚掌合掌于身前，双手放在脚踝。

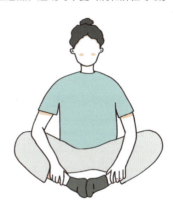

02

躯干前倾至双腿之间，使目标肌肉有一定程度的牵拉感。保持姿势至规定时间。

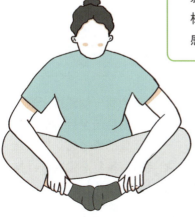

站姿侧抬腿

主要肌肉   内收肌

训练目的   柔韧性

⚠️ 新手注意点: 核心收紧, 背部平直, 保持呼吸。

01

双脚并拢站立, 一手叉腰, 另一手扶住物体以维持身体平衡。

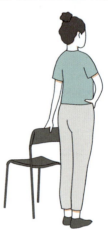

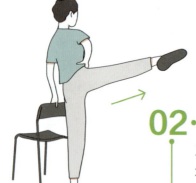

02

叉腰手的同一侧腿最大限度地向体侧抬起至目标肌肉有一定程度的牵拉感。回到起始姿势, 重复规定次数。换至对侧重复以上步骤。

2.2 调整粗壮小腿肌肉

许多梨形身材女生发现自己小腿肌肉粗壮，主要表现为小腿后侧肌肉明显突出、下肢线条不够流畅，以及穿靴子或紧身裤时小腿部位紧绷。这可能与长期穿高跟鞋、日常过度使用小腿肌肉、运动后缺乏拉伸以及不良步态习惯等因素有关。下面，我们将介绍几种放松小腿肌肉的方法，帮助改善肌肉线条，塑造更匀称的下肢形态。

拉伸僵硬的小腿后侧肌肉

● 小腿后侧肌肉 ●

小腿后侧的肌肉主要为小腿三头肌，它由腓肠肌、比目鱼肌和深层的跖肌三个部分组成。腓肠肌是小腿最明显的肌肉，位于小腿后侧的上部。比目鱼肌位于腓肠肌的下面，较宽且扁平，起自胫骨和腓骨的后面，止于跟骨。

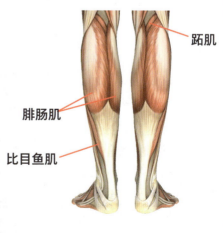

跖肌

腓肠肌

比目鱼肌

⚠ 一起来运动一下吧！

屈膝脚跟按压

主要肌肉　比目鱼肌

训练目的　柔韧性

⚠ 新手注意点：全程保持核心收紧，背部挺直；动作不宜过快，注意感受肌肉的牵拉感。

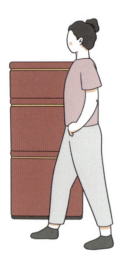

01
双脚前后站立，脚尖向前，一侧手扶跳箱，对侧手叉腰。

02
双腿逐渐屈膝至后侧腿目标肌肉有一定程度的牵拉感。在规定时间内保持姿势。换至对侧重复以上步骤。

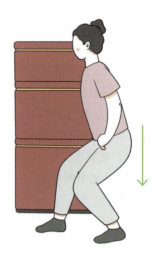

静态腓肠肌拉伸

主要肌肉 腓肠肌

训练目的 柔韧性

⚠️ 新手注意点：拉伸速度不要过快；不要屏住呼吸。

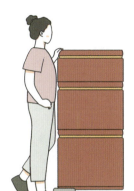

01

找一处牢固的物体，如台阶或几本书。右脚前脚掌踩在平面上，足弓和脚跟悬空。对侧脚抬高。

02

让右脚脚跟下落至小腿后侧有一定程度的牵拉感。在规定时间内保持姿势。对侧亦然。

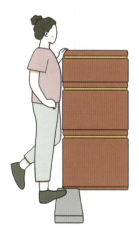

静态拉伸
比目鱼肌

主要肌肉　**比目鱼肌**

训练目的　**柔韧性**

⚠ 新手注意点：拉伸速度不要过快；不要屏住呼吸。

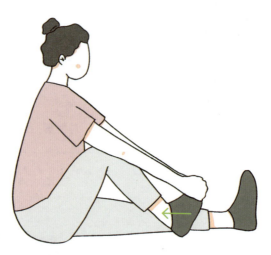

身体呈坐姿，左腿伸直，屈右膝，右脚背屈，双手握住右脚脚尖；以右脚跟为支点，将右脚尖拉向身体，直至右腿比目鱼肌有中等程度的牵拉感；保持姿势至规定时间，对侧亦然。

思考者姿势

主要肌肉　比目鱼肌

训练目的　柔韧性

⚠️ 新手注意点：拉伸速度不要过快。不要屏住呼吸。

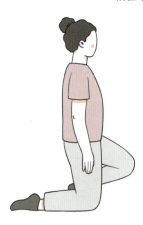

01

单膝跪地，对侧脚踩在跪地膝盖旁边的地上，上半身直立。

02

身体逐渐向下坐至目标肌肉有中等程度的牵拉感。在规定时间内保持姿势。换至对侧重复以上步骤。

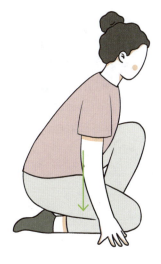

拉伸容易被忽视的小腿前侧肌肉

● 小腿前侧肌肉 ●

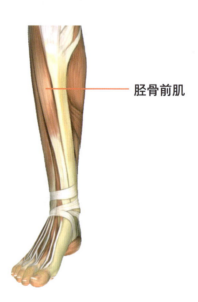

胫骨前肌

    小腿前侧的肌肉主要为胫骨前肌，它主要负责足部的背屈和内翻。

    小腿前侧肌肉在行走和跑步中起着重要的作用，适当的拉伸可以改善由长时间久坐引起的下肢肌肉紧张，改善梨形身材。

⚠ 一起来运动一下吧！

胫骨前肌
坐姿拉伸

主要肌肉　胫骨前肌

训练目的　柔韧性

⚠️ 新手注意点：动作过程中控制好速度，
避免快速下压导致肌肉拉伤。

01

坐在地面或垫子上，一腿
屈曲，另一条腿伸直，脚
趾指向上方。

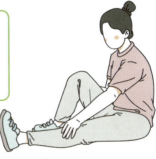

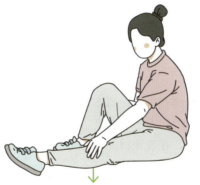

02

慢慢地将伸直腿一侧的脚掌向下压，尽量让脚掌向地
面靠近，同时保持膝盖伸直。当你感觉到小腿前侧有
轻微的牵拉感时，保持这个姿势至规定时间。换另一
条腿，重复上述步骤。

小腿前侧拉伸

主要肌肉 胫骨前肌

训练目的 柔韧性

⚠️ 新手注意点：核心收紧，背部挺直。

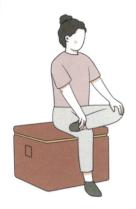

01

坐在跳箱上，右腿屈膝支撑于地面，左脚脚踝放在右腿大腿之上，呈"4"字形，右手握住左脚脚背。

02

右手向身体方向拉左脚脚背至目标肌肉有一定程度的牵拉感。在规定时间内保持姿势。换至对侧重复以上步骤。

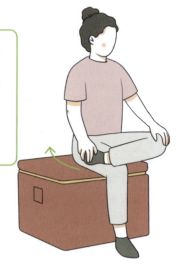

静态拉伸
胫骨前肌

主要肌肉　胫骨前肌

训练目的　柔韧性

⚠️ 新手注意点：全程保持核心收紧，背部挺直；动作不宜过快，注意感受肌肉的牵拉感。

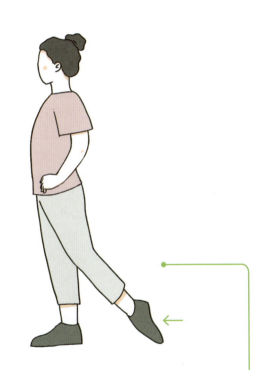

　　站立，双手叉腰，左脚置于身体后方，左脚尖立起，脚踝稍稍内旋，直至左腿胫骨前肌有中等程度的牵拉感。保持姿势至规定时间，对侧亦然。

动态踝关节伸展屈曲

主要肌肉　胫骨前肌　趾长伸肌
　　　　　　　姆长伸肌　趾长屈肌
　　　　　　　姆长屈肌　胫骨后肌
　　　　　　　腓肠肌　　比目鱼肌

训练目的　柔韧性

⚠ 新手注意点：运动中核心收紧，背部挺直。

01

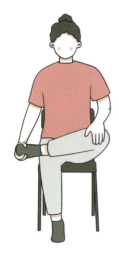

坐在椅子上，将左脚脚踝放在右腿大腿上，呈"4"字形，用右手抓住左脚中部，背部挺直。

02

右手发力使左侧踝关节最大幅度地跖屈和背屈，重复以上步骤至规定的次数。换另一侧重复该动作。

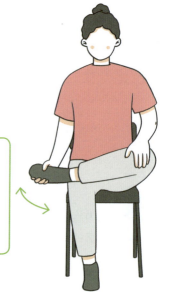

2.3 缓解足部长期疲劳

　　梨形身材通常表现为下半身，尤其是臀部和大腿部位的脂肪较多，而足部肌肉的紧张状态可能加剧这一问题。放松足部肌肉，可以促进下肢血液循环，缓解由长时间站立或穿高跟鞋引起的足部疲劳和肌肉紧张。

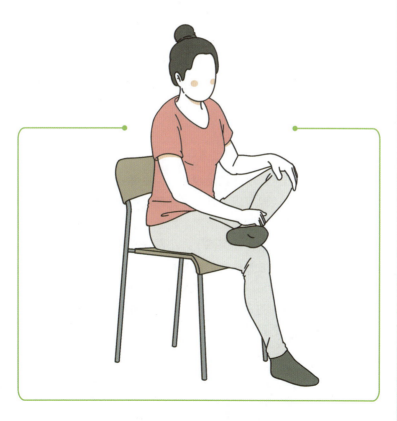

拉伸疲劳的足部肌肉

足部肌肉

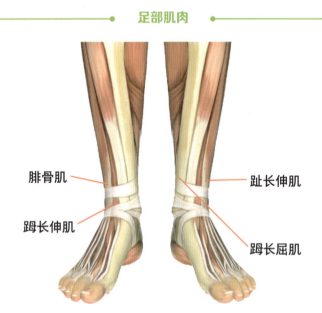

腓骨肌

趾长伸肌

蹬长伸肌

蹬长屈肌

　　腓骨肌位于小腿和足踝外侧，主要指腓骨长肌和腓骨短肌，腓骨肌可以使踝关节跖屈和使足部外翻，是保持足踝侧方稳定的重要肌肉。趾长伸肌源自小腿的腓骨前面、胫骨上端（外侧髁）、小腿骨间膜，主要功能是使足背屈，同时帮助我们进行足外翻。蹬长伸肌负责足背屈、足内翻，以及关键的蹬趾伸展动作。蹬长屈肌是位于小腿后侧的深层肌肉，具有屈踝关节和屈蹬趾的作用，可以帮助我们行走。

⚠ 一起来运动一下吧！

屈伸脚踝

主要肌肉   胫骨前肌

训练目的   柔韧性

⚠ 新手注意点：运动中核心收紧，背部挺直；不要屏住呼吸。

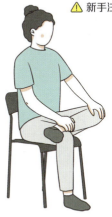

01

坐在椅子上，右腿屈膝支撑于地面，左踝置于右腿大腿之上，呈"4"字形，右手握住左脚脚踝。

02

主动屈伸脚踝至目标肌肉有一定程度的牵拉感。回到起始姿势，重复规定次数。换至对侧重复以上步骤。

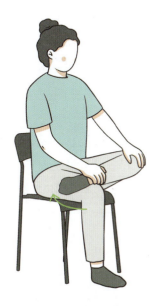

动态足底按摩

主要肌肉	小趾展肌	𧿁展肌	趾短屈肌
	𧿁短屈肌	蚓状肌	足底方肌

训练目的 柔韧性

⚠️ 新手注意点：运动中核心收紧，背部挺直；不要屏住呼吸。

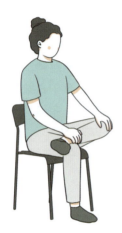

01

坐在椅子上，右腿屈膝支撑于地面，左踝置于右腿大腿之上，呈"4"字形。

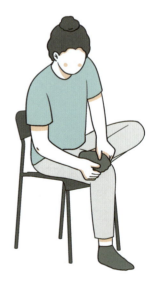

02

双手轻轻按摩足底。按摩至规定时间。换至对侧重复以上步骤。

足趾张开动态旋转

主要肌肉　胫骨前肌　腓肠肌　比目鱼肌
　　　　　　　胫骨后肌　腓骨长肌　腓骨短肌
　　　　　　　趾长伸肌

训练目的　柔韧性

⚠ 新手注意点：运动中核心收紧，背部挺直；不要屏住呼吸。

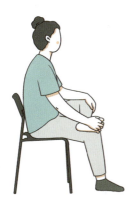

01

坐在椅子上，右腿屈膝支撑于地面，左踝置于右腿大腿之上，呈"4"字形，右手手指与左脚脚趾交叉。

02

左脚脚趾张开并主动旋转左踝至目标肌肉有一定程度的牵拉感。回到起始姿势，重复规定次数。换至对侧重复以上步骤。

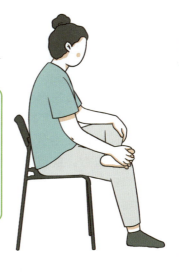

动态转动脚踝

主要肌肉 胫骨前肌　腓肠肌　比目鱼肌
　　　　　　胫骨后肌　腓骨长肌　腓骨短肌
　　　　　　趾长伸肌

训练目的 柔韧性

⚠ 新手注意点：运动中核心收紧，背部挺直；不要屏住呼吸。

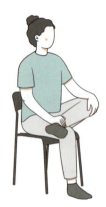

01

坐在椅子上，右腿屈膝支撑于地面，左踝置于右腿大腿之上，呈"4"字形，右手握住左踝。

02

主动旋转左踝至目标肌肉有一定程度的牵拉感。回到起始姿势，重复规定次数。换至对侧重复以上步骤。

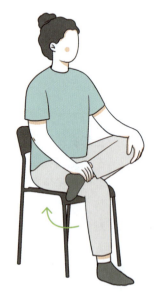

从现在开始，打造人人羡慕的腿形

3.1 重启腿部活力，改善骨盆前倾体态

拥有梨形身材的你是否已经认真调整饮食，却还是觉得下半身不够瘦呢？你的小腹凸出、腿粗、屁股下垂，可能不仅仅因为不当的饮食，还有可能是由体态问题带来的！

骨盆前倾调整

骨盆前倾是一种常见的体态问题，它不仅会导致体态失衡和下半身肥胖，加重梨形身材，还可能引起腰背肌力失衡，从而引发腰背痛。骨盆形态的改变还可能影响子宫、卵巢和肠胃等器官的功能，导致便秘和痛经等问题。此外，由于腹部和臀部肌肉力量薄弱，拥有该体态的人可能在行走和站立时发生腿部代偿，不仅影响腿形，还可能引起关节痛。

● **骨盆前倾表现** ●

骨盆前倾最大的问题是容易使人下腹凸起，导致臀部逐渐横向发展，形成假胯宽，久而久之使梨形身材更加严重。

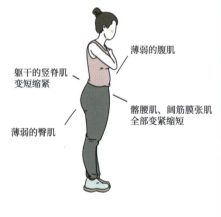

躯干的竖脊肌变短缩紧

薄弱的腹肌

薄弱的臀肌

髂腰肌、阔筋膜张肌全部变紧缩短

⚠ 一起来运动一下吧！

动态眼镜蛇式

主要肌肉　腹直肌　腹内斜肌
　　　　　　　腹外斜肌腹横肌

训练目的　柔韧性

⚠ 新手注意点：运动时不要耸肩和屏住呼吸；
不要为了追求拉伸感，过度抬高上半身，忽
略背部的感觉。

01

俯卧，胸部贴近地面，双臂
屈肘放于胸部两侧，前臂和
双手支撑地面。

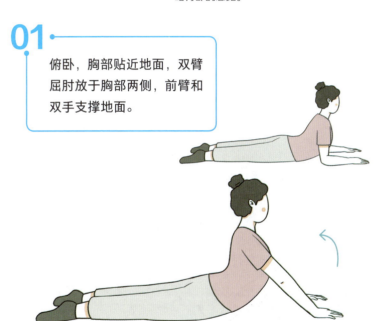

02

双手将胸部和肋骨最大限度地从地面上推起，使目
标肌肉有中等程度的牵拉感。回到起始姿势，重复
规定次数。

骆驼式

主要肌肉　腹肌　三角肌　肱二头肌　髋部屈肌
　　　　　　 股四头肌

训练目的　柔韧性

⚠️ 新手注意点：运动时不要屏住呼吸，注意身
　　体后倾时保护好自己。

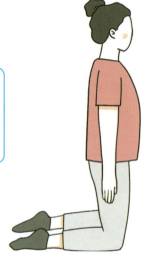

01

跪姿，双脚脚尖绷直，小腿
撑于地面，双手自然垂于身
体两侧。

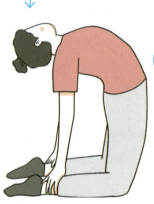

02

头部后伸，身体后倾，呈反
弓形，双臂后伸，双手抓住
脚踝，使目标肌肉有一定程
度的牵拉感。在规定时间内
保持姿势。

鸽子式

主要肌肉 股四头肌 臀肌 髂腰肌

训练目的 柔韧性

⚠️ 新手注意点：运动时不要耸肩，不要屏住呼吸。

01

身体呈俯卧姿势，双手撑地，一侧腿屈膝内旋至身体前方，髋关节贴紧地面，另一侧腿向后伸直。

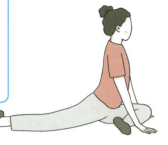

02

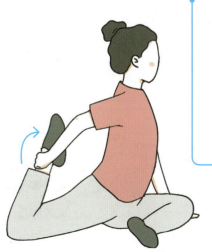

一侧手撑地，保持身体稳定，另一侧手抓住同侧脚脚踝并尽力将其拉向臀部，直至目标肌肉有一定程度的牵拉感，在规定时间内保持姿势。换至对侧重复上述步骤。

屈膝伸髋拉伸

主要肌肉 股四头肌 髂腰肌

训练目的 柔韧性

⚠ 新手注意点：运动时不要屏住呼吸。

01

俯卧，一侧腿屈膝，同侧手握住该侧脚，手臂伸直。

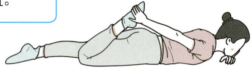

02

握住脚的手用力将该侧脚拉向臀部，并抬起大腿，直至大腿前侧有中等程度的牵拉感，在规定时间内保持姿势。换对侧重复上述步骤。

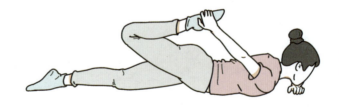

在日常生活中改善骨盆前倾的小技巧

1. 保持正确的行走和站立姿态：在日常生活中，无论是行走还是站立，都要注意不要让骨盆过度前倾，保持骨盆的中立位，并且在行走时尽量用臀部肌肉来驱动步伐。

2. 避免频繁交叉双腿：经常交叉双腿（俗称"跷二郎腿"）可能会导致腿部肌肉发达，同时这种姿势也可能对腰椎产生不良影响。

3. 维持良好的坐姿习惯：不良的坐姿可能导致骨盆前倾，因此，要养成坐下时保持腰背挺直的习惯，必要时可以使用坐姿矫正辅助工具来帮助维持正确的坐姿。

4. 保持肩颈放松，减少腰部负担：脊椎长时间受到压迫可能会导致骨盆前倾，因此，要注意保持颈部和肩部的放松，以减轻腰部的负担。

5. 避免长时间坐着：长时间坐着对身体不利，建议每坐满一个小时就起身活动一下，帮助身体各部位放松和恢复活力。

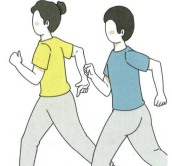

3.2 改变膝超伸问题，打造超级美腿

很多拥有梨形身材的女生在站立时大腿前侧鼓起硬硬的肌肉包，小腿后侧突出。穿紧身裤时，膝盖位置会卡出尴尬的横向褶皱。以上现象表明其可能有膝超伸的问题。这种体态问题不仅让腿形变丑，还会引发走路时膝盖弹响、运动后小腿酸胀等多种问题。

膝超伸调整

骨盆前倾导致下肢力线发生改变，大腿肌肉受力增加，膝盖前侧负担增加。当膝盖前侧感受到压力时，在生物力学的影响下，小腿后侧肌肉会发力，将膝关节拉回原位，久而久之小腿后侧肌肉增加，最终形成了膝超伸的体态。

● 膝超伸和正常腿形对比 ●

腿部粗壮往往不仅仅是脂肪的问题，很多时候是由长时间生物力学异常导致的，因此，通过针对性的锻炼来矫正腿形，对于改善梨形身材同样至关重要。

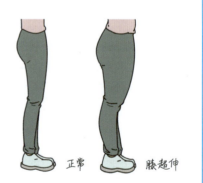

正常　　膝超伸

⚠ 一起来运动一下吧!

跪姿股直肌放松

主要肌肉 股直肌

训练目的 柔韧性

⚠ 新手注意点：运动时不要耸肩，不要屏住呼吸；不要为了追求牵拉感，过度抬高上半身，忽略背部的感觉。

01

身体俯卧，双臂伸直支撑身体，一侧腿部跪于地上，髋关节与膝关节屈曲要小于 90 度，在另一侧腿部膝盖对应的地面放置一块瑜伽砖，将瑜伽球置于股直肌与瑜伽砖之间。

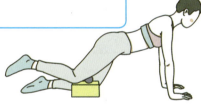

02

缓慢将瑜伽球侧膝关节屈曲，感受瑜伽球处肌肉受到的压力，然后小幅度屈伸小腿。重复规定次数。换至对侧重复以上步骤。

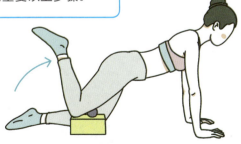

侧卧内收肌放松

主要肌肉　内收肌

训练目的　柔韧性

⚠ 新手注意点：运动时不要屏住呼吸。

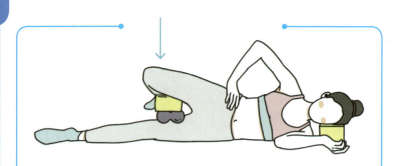

　　身体侧卧，头枕瑜伽砖，下侧手臂屈曲，手置于瑜伽砖旁，上侧手叉腰，将瑜伽球置于下侧腿部的内收肌与瑜伽砖之间，上侧腿部向下施加压力，挤压瑜伽砖。在规定时间内保持姿势，对侧亦然。

髂胫束放松

主要肌肉　髂胫束

训练目的　柔韧性

⚠ 新手注意点：运动时不要耸肩，不要屏住呼吸；不要为了追求牵拉感，过度抬高上半身，忽略背部的感觉。

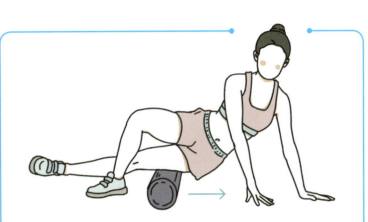

身体侧卧，双手扶地。将泡沫轴置于下侧腿部的髂胫束与地面之间，上侧膝盖屈曲，脚部支撑身体，压泡沫轴的腿部前后移动，使泡沫轴滚动。重复该动作达到规定的时间，对侧亦然。

胫骨前肌放松

主要肌肉　胫骨前肌

训练目的　柔韧性

⚠ 新手注意点：运动时不要屏住呼吸。

01

身体俯卧，双臂伸展支撑身体，保持背部平直，腹部收紧，一侧腿部跪于地上，髋关节与膝关节均屈曲 90 度，在另一侧腿部膝盖对应的地面放置一块瑜伽砖，将瑜伽球置于胫骨前肌与瑜伽砖之间。

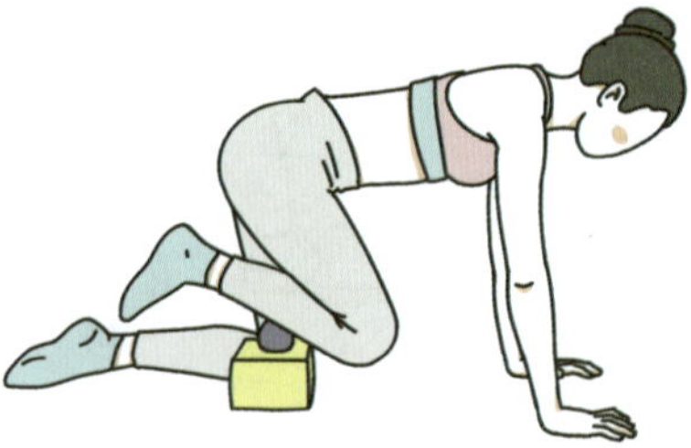

02

缓慢向上抬起跪于垫上的腿，将其叠放在压球的腿上。该侧腿向下施加压力。在规定时间内保持姿势，对侧亦然。

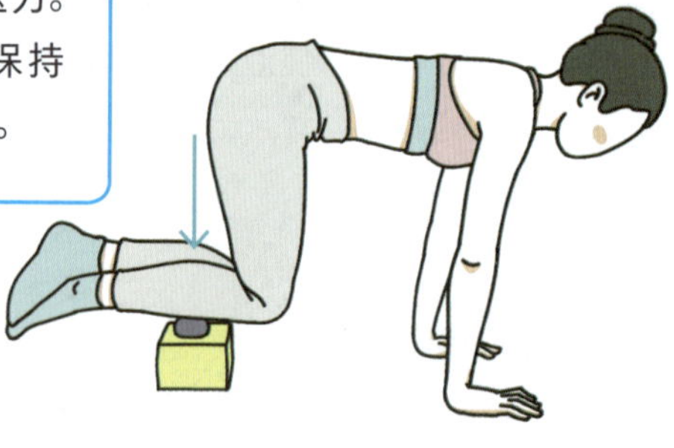

椅式"4"字臀部拉伸

主要肌肉 臀大肌 梨状肌

训练目的 柔韧性

⚠ 新手注意点：运动时腰部不要过度弯曲；不要屏住呼吸。

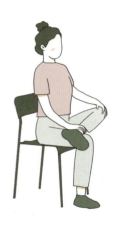

01

坐在椅子上，一侧脚踝放于对侧大腿上，呈"4"字形。

02

保持背部挺直，将胸部向双腿方向移动至目标肌肉有一定程度的牵拉感。在规定时间内保持姿势。换至对侧重复以上步骤。

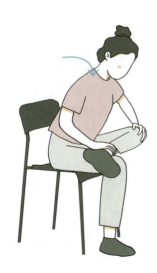

蚌式开合

主要肌肉 臀中肌　阔筋膜张肌

训练目的 力量

⚠ 新手注意点：运动时不要屏住呼吸。

01

侧卧，屈膝屈髋。头部枕于下侧手臂上，上侧手支撑于胸前。

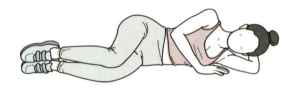

02

髋部发力，上侧腿外旋至最大幅度。回到起始姿势，完成规定次数。换另一侧重复上述步骤。

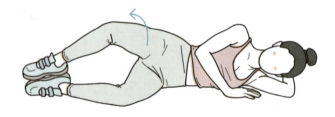

单腿臀桥

主要肌肉 臀大肌 梨状肌

训练目的 力量

⚠ 新手注意点: 运动时腰部不要过度弯曲; 不要屏住呼吸。

01

仰卧，一侧腿屈膝屈髋撑于地上，膝和脚尖向前。另一侧腿屈膝外旋放于撑地腿的膝关节上部。

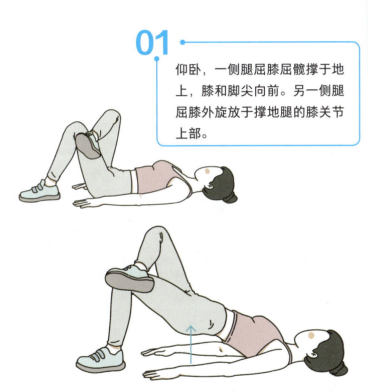

02

双手放于身体两侧，臀部向上挺起至膝、髋和肩在一条直线，然后回到起始姿势，完成规定次数。换另一侧腿重复上述步骤。

3.3 轻松有氧运动，改善小粗腿

梨形身材的腿部脂肪积聚往往比较严重，这与腿部皮质醇水平较高有关。为了有效地减少腿部脂肪，通常需要使体脂率下降约 20%。

有氧运动与体重管理

对于梨形身材的人来说，如果 BMI 或体脂率偏高，体重管理无疑成为塑造理想体形的关键。在体重管理过程中，饮食控制至关重要，合理的运动也不可或缺。其中，有氧运动是最基础且最有效的运动方式之一。

科学、规律地进行有氧运动不仅能在运动过程中消耗脂肪，还能提高心肺功能，进而促进身体的新陈代谢，使其他时候的脂肪燃烧更加高效，这对于体重管理、减脂塑形以及整体健康都有着重要作用。

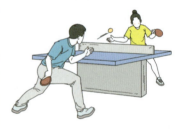

稳定减重：若 BMI 为 27~35kg/m²，建议每周减重 0.23~0.45kg；若 BMI 超过 35kg/m²，建议每周减重 0.45~0.9kg。目标是在半年内减少初始体重的 5% 到 10%。

⚠️ 体重管理要持之以恒哦！

有氧运动安排建议

有氧运动基本要素　| 类型 | 强度 | 时机 | 频率 | 运动量 | 进退阶 |

类　型▸运动时选择喜欢的运动类型最重要，因为这样更容易坚持。常见的慢跑、快走、骑车、游泳、爬楼、爬山、健身操、广场舞等都是很好的选择，也可以选择下文中的原地有氧耐力练习。

强　度▸可以简单通过运动时的心率来评估有氧运动强度。中等强度的有氧运动是有效燃脂的关键，可以根据第 68 页的减脂心率计算公式或自觉运动强度表（RPE）来确定适合自己的有效燃脂有氧运动强度。

时　机▸在什么时间进行有氧运动对燃脂效率有着重要影响。研究表明，餐后的 2~4 小时是进行有氧运动的最佳时机。同时，应避免饭后立即运动，以免影响消化；避免在接近下一餐时运动，此时空腹时间过长，运动可能导致血糖过低，这些都不利于燃脂。

频　率▸根据自己的时间，每周安排 3~5 小时的有氧运动，以达到减轻体重或保持体重的效果。

运动量▸每次有氧运动的持续时间应为 20~60 分钟，具体根据自身体能和日程安排而定。如果没有可用于运动的较长时段，就选择进行多次的短时运动（例如，进行 6 次 10 分钟运动，在强度相等、时机相同的前提下，它与 1 次 60 分钟运动的效果是一样的）。

进退阶▸可以选择每 1~2 周增加 5%~10% 的运动量。可以选择按比例增加运动时间（总时长建议不超过 1 小时）或在时间不变的情况下提升速度（总时长达到 1 小时后不再增加时间，而是提升速度）。当感觉自己当天状态不好、无法完成当前运动量时可以以同样的方式降低运动量或直接休息，以自身感觉舒适为宜。

弓步走

主要肌肉 臀大肌　股四头肌　腘绳肌

训练目的 有氧耐力

⚠ 新手注意点：运动时腰部不要过度弯曲；不要屏住呼吸。

01

站立，挺胸直背，腹部收紧，双腿前后分开双手叉腰。左腿向前迈，弯曲双膝，降低臀部，使身体下降，直至右腿膝盖几乎接触地面。

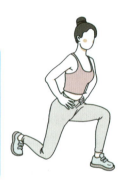

02

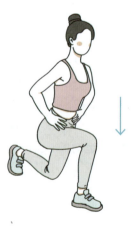

保持上半身直立，用左脚脚跟发力，将身体支撑向上。同时左腿向前迈出，重复前面的动作。两侧交替进行，重复规定时间。

原地高抬腿

主要肌肉　全身肌肉

训练目的　有氧耐力

⚠️ 新手注意点：运动时不要屏住呼吸。

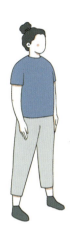

01

双脚并拢站立，身体保持正直，抬头挺胸，平视前方。双臂自然下垂且放松。

02

双腿快速交替向上抬至大腿与地面接近平行，感受大腿前侧肌肉的收缩，同时双臂协调摆动。每一次抬腿都要用力且迅速，保持动作的连贯性和节奏感。重复规定时间。

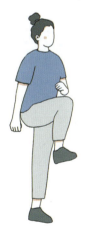

原地跑

主要肌肉　全身肌肉

训练目的　有氧耐力

⚠ 新手注意点：注意保持均匀呼吸。

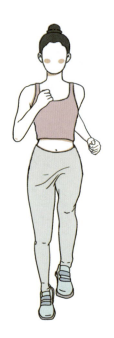

　　双脚与肩同宽，微微屈膝，身体正直，头部端正，平视前方。双臂自然弯曲前后摆动，幅度适中。先慢速原地跑，专注姿势与呼吸节奏，鼻吸口呼。适应后渐加速，注意姿势正确，速度过快就稍放慢调整，重复规定时间。

上下踏板

主要肌肉 　全身肌肉

训练目的 　有氧耐力

⚠ 新手注意点：也可以在家里的楼梯上进行练习。

01

站立于踏板前，核心收紧，腰背挺直，双臂自然垂于身体两侧。

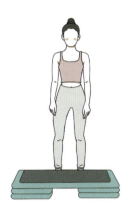

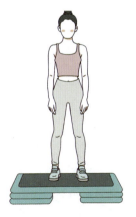

02

抬起一侧脚，踏上踏板，随之抬起对侧脚，踏上踏板。双脚依次踏下踏板，回到起始姿势，完成规定的时间。

开合跳

主要肌肉　全身肌肉

训练目的　有氧耐力

⚠ 新手注意点：运动时不要屏住呼吸。

01

站立，脚尖朝前，双腿伸直，臀部收紧，挺胸抬头，目视前方，下颌收紧，双臂自然下垂。

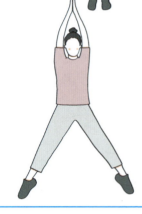

02

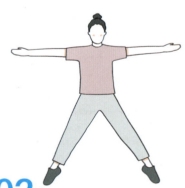

向上跳起，同时双脚打开，双臂经体侧向头顶移动。落地时，双脚分开，双掌在头顶对合。再次向上跳起，同时双脚靠拢，双臂经体侧下落。落地时，回到起始姿势。完成规定的时间。

滑雪跳

主要肌肉　全身肌肉

训练目的　有氧耐力

⚠️ 新手注意点：运动时不要屏住呼吸。

01

站立，双脚分开，与肩同宽，脚尖朝前，双腿伸直，臀部收紧，挺胸抬头，目视前方，下颌收紧，两臂自然下垂。

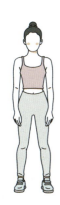

02

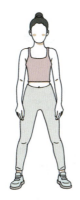
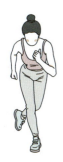

一侧腿向同侧横跨一步，屈膝屈髋，缓冲落地，单腿支撑，另一侧腿向横跨腿的后方摆动。同时横跨腿的对侧臂前摆，同侧臂后摆。当单腿支撑平稳后，换对侧重复动作。两侧交替进行，完成规定时间。

深蹲跳

主要肌肉　全身肌肉

训练目的　有氧耐力　爆发力

⚠ 新手注意点：下蹲时膝关节不能超过脚尖，膝关节不要内扣，背部不要弓起。

01

站立，双脚分开，略宽于肩，脚尖朝前，双腿伸直，臀部收紧，挺胸抬头，目视前方，下颌收紧，双臂自然下垂。

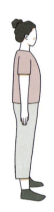

02

屈膝屈髋下蹲，直至大腿平行于地面，双臂伸直前平举。快速起跳，核心收紧，双手自然向下摆动。落地时，屈膝缓冲。完成规定时间。

交叉合掌跳

主要肌肉 全身肌肉

训练目的 有氧耐力

⚠ 新手注意点：运动中注意四肢协调。

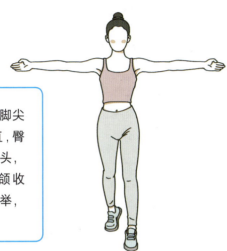

01

双脚前后站立，脚尖朝前，双腿伸直，臀部收紧，挺胸抬头，目视前方，下颌收紧，两臂侧平举，掌心朝前。

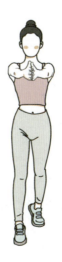

02

膝关节微屈，快速原地分腿前后跳，脚尖点地。同时，两手快速摆动合掌至胸前。再次起跳，落地时回到起始位置。完成规定时间。

原地分腿蹲

主要肌肉 股四头肌 腘绳肌 臀大肌 腓肠肌

训练目的 有氧耐力

⚠ 新手注意点：运动时膝关节不能超过脚尖，膝关节不要内扣，背部不要弓起。

01

站立，背部平直，腹部收紧，双手叉腰，左腿向前迈出。

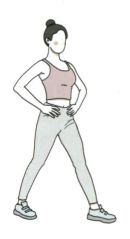

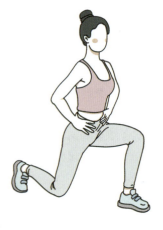

02

左腿屈膝，右腿膝盖缓慢下压至与地面平行。后腿膝盖近乎接触地面。前腿发力，带动身体上升回到起始位置，换对侧重复动作。两侧交替进行，完成规定时间。

提踵蹲跳

主要肌肉 臀大肌　股四头肌　腘绳肌
腓肠肌　比目鱼肌

训练目的 有氧耐力

⚠ 新手注意点：运动中核心收紧，背部挺直。

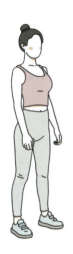

01

站立，双脚分开，与肩同宽或略宽于肩，双臂自然下垂，掌心相对，身体挺直。

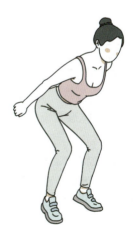

02

躯干挺直，屈膝屈髋约45度，同时踮脚尖，双臂后摆，然后双腿发力，尽可能向上跳起。落地时，屈膝缓冲。完成规定时间。

运动强度确定方法

可以通过心率确定运动强度。要想高效燃脂，应将有氧运动时的心率控制在燃脂心率区间。可以通过公式（220- 年龄 − 静态心率）× 0.35+ 静态心率来计算该区间的下限，通过公式（220-年龄 − 静态心率）× 0.45+ 静态心率来计算该区间的上限。注意，此公式更适合缺乏运动的人群，有运动基础的人群可以在此基础上适当提升心率，但幅度一般不超过10%。

还可以通过自觉疲劳程度量表（RPE）来评估自身在进行运动时的费力程度，以此确定运动强度。在该量表中，6 级代表一点不费劲，20 级代表竭尽全力。在通过有氧运动减脂时，自身费力程度应保持在 11~12 级，此时应能轻松交谈，说一两句完整的话或唱一两句歌需要换一下气。

费力程度	等级
一点不费劲	6 级
极轻松	7 级
	8 级
很轻松	9 级
	10 级
轻松	11 级
	12 级
有些吃力	13 级
	14 级
吃力	15 级
	16 级
很吃力	17 级
	18 级
极吃力	19 级
竭尽全力	20 级

同时应注意，在有氧运动前应进行 5~10 分钟的热身，先进行动态拉伸，然后缓慢地提升运动强度，确保身体体温缓慢升高，肌肉充分预热，关节充分活动，避免损伤；在有氧运动后应进行5~10 分钟的冷身，对参与运动的肌肉进行静态拉伸，让运动时的心率逐渐下降而不是突然下降，让血液更好地回流，加速身体恢复，消除疲劳。

3.4 超轻松腿部力量训练，打造超级美腿

　　力量训练具有提升基础代谢的好处。它还可以提升肌肉力量和身体机能。在进行有氧运动的基础上，进行一些力量训练可以让我们的双腿更加结实有型。

力量训练好处

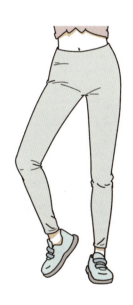

塑造美腿

　　力量训练是塑造结实、有型双腿的小秘密。

增加肌肉量

　　力量训练帮助增加肌肉量，让我们能在休息时燃烧更多热量。

优化身体比例

　　力量训练帮助身体达到更好的比例，使腿部与身体的其他部位之间更协调。

　　在开始力量训练之前，建议先对自己的体态进行简单评估。如存在体态问题（如骨盆前倾或膝超伸），应先进行 2~4 周的体态改善训练和生活习惯调整，再进行力量训练，这样可以确保关节和肌肉的安全同时达到最佳的训练效果。

徒手蹲 – 单腿

主要肌肉 股四头肌、臀大肌

训练目的 力量、稳定性

⚠️ 新手注意点：核心收紧，膝关节不要超过脚尖，背部平直。

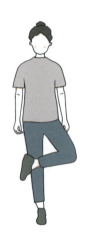

01

双脚开立，与肩同宽，挺胸直背，腹部收紧，双臂自然垂于身体两侧。一侧腿屈膝，叠放于支撑腿膝关节上方。

02

屈髋屈膝下蹲到可控制的最大幅度，同时双臂伸直前平举。回到起始姿势，重复规定次数。换至对侧重复以上步骤。

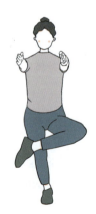

靠墙下蹲

主要肌肉 股四头肌 臀大肌 核心肌群

训练目的 力量 稳定性

⚠ 新手注意点：运动中核心收紧。

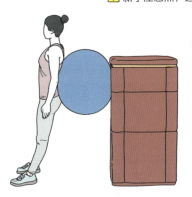

01

双脚开立，与肩同宽，脚尖向前。将瑞士球靠在固定物上，背部抵住球；使用中背部与肩胛骨将球固定，双臂自然下垂于体侧。

02

慢慢屈髋屈膝下蹲，球也随身体往下滚动，直至大腿与地面平行。臀部与腿部发力，回到起始姿势，重复规定次数。

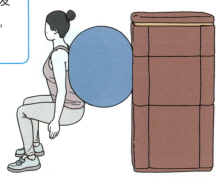

静态臀桥

主要肌肉　臀大肌　腘绳肌

训练目的　力量　稳定性

⚠ 新手注意点：全程保持核心收紧。

01

仰卧，双臂自然放于身体两侧，屈髋屈膝。

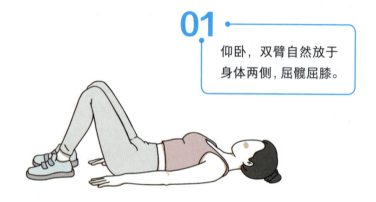

02

臀部收紧抬起，直至肩、躯干、髋和膝在一条直线上，在规定时间内保持姿势。

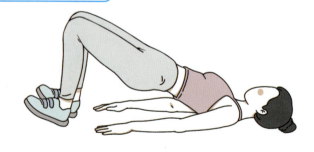

俯卧抬腿

主要肌肉 臀肌

训练目的 力量 稳定性

⚠ 新手注意点：全程保持核心收紧，背部挺直；膝关节不要过伸。

01

俯撑，双臂伸直略宽于肩撑在地上，身体挺直，腹部收紧，双腿并拢，双脚脚尖撑地。

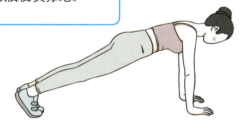

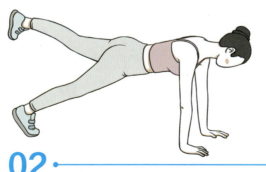

02

腰背挺直，臀部发力，伸髋直腿上抬，至腿部与地面的夹角约为 30 度，然后回到起始姿势，换至对侧重复以上步骤。两侧交替进行，完成规定次数。

保加利亚深蹲

主要肌肉　股四头肌　臀大肌　腘绳肌
　　　　　　腓肠肌　胫骨前肌

训练目的　力量　稳定性

⚠ 新手注意点：运动时膝关节不能超过脚尖，膝关节不要内扣；背部不要弓起。

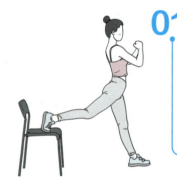

01

双脚站立，一侧腿伸直撑地，另一侧腿向后伸髋屈膝，脚尖踩于身体后方椅子上。挺胸直背，腹部收紧，双手于胸前抱拳。

02

前侧腿屈膝下蹲至大腿与地面平行，后侧腿膝关节靠近地面。前侧腿伸髋伸膝，回到起始姿势，重复规定次数。对侧亦然。

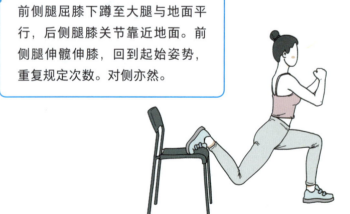

宽距深蹲

主要肌肉 臀大肌　股四头肌　长收肌
大收肌　腘绳肌

训练目的 力量

⚠ 新手注意点：运动中核心收紧，背部挺直，膝关节不要内扣。

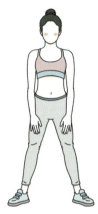

01

双脚平立，两脚的距离是肩宽的两倍，脚尖外旋45度，双腿伸直，臀部收紧，挺胸抬头，目视前方，下颌收紧，双臂自然下垂。

02

屈膝屈髋下蹲，直至大腿平行于地面，两腿外展。迅速伸髋伸膝，回到起始姿势。完成规定次数。

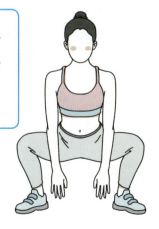

蚌式支撑开合

主要肌肉　臀中肌　阔筋膜张肌

训练目的　力量

⚠ 新手注意点：运动中核心收紧，背部挺直，膝关节不要内扣。

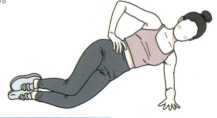

01

侧撑于地上，屈膝屈髋。近地侧手臂肘关节在肩关节正下方，肘关节和小腿将身体撑起，脊柱保持中立位。

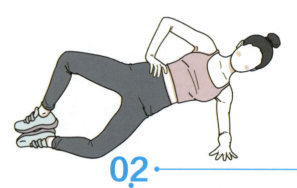

02

髋部发力，上侧腿外旋至最大幅度。回到起始姿势，完成规定次数。换另一侧重复上述步骤。

单腿硬拉

主要肌肉 臀大肌　股四头肌　长收肌
　　　　　大收肌　腘绳肌

训练目的 力量

⚠ 新手注意点：动作过程中要保持身体稳定。

01

站立，双手叉腰，双脚略微分开，目
视前方。

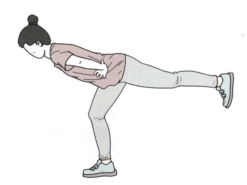

02

右腿单腿站立支撑，略微屈膝，屈髋，
使躯干尽可能前倾，同时左腿向后伸
直并抬高，保持躯干与左腿在一条直
线上。恢复至起始姿势，重复规定次
数。换另一侧重复上述步骤。

侧平板支撑抬腿

主要肌肉 核心肌群

训练目的 力量、稳定性

⚠️ 新手注意点：核心收紧，背部平直，髋关节不要下沉。

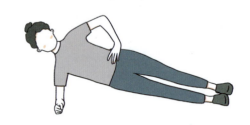

01

侧卧，双腿伸直并拢支撑于地面，下方手臂伸直，支撑于肩部正下方，上方手叉腰，背部平直，腹部收紧，躯干抬起至身体呈一条直线。

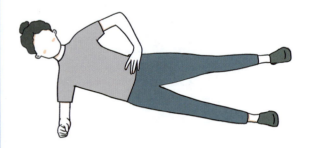

02

髋外展使上侧腿抬起至与地面平行，回到起始姿势，重复规定次数，换至对侧重复以上步骤。

徒手蹲

主要肌肉　股四头肌　臀大肌　腘绳肌

训练目的　力量

⚠ 新手注意点：下蹲时，膝盖与脚尖方向一致。

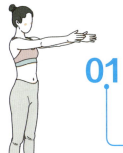

01

双脚开立，与肩同宽，挺胸直背，腹部收紧，双臂前平举。

02

屈髋屈膝下蹲至大腿与地面接近平行。伸髋伸膝，回到起始姿势，重复规定次数。

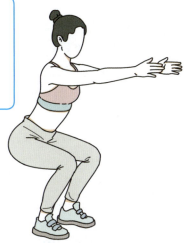

弓步向后

主要肌肉　股四头肌　臀大肌　腘绳肌
腓肠肌　胫骨前肌

训练目的　力量　稳定性

⚠️ 新手注意点：运动中核心收紧，背部挺直。膝关节不要内扣。

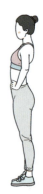

01

双脚并拢站立，挺胸直背，腹部收紧，双手叉腰。

02

一侧腿向后迈出并伸直膝关节，另一侧腿屈髋屈膝下蹲至大腿与地面平行。后侧腿向前侧腿靠拢，回到起始姿势。完成规定次数，对侧亦然。

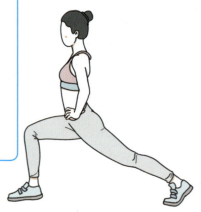

侧弓步

主要肌肉 腓肠肌　比目鱼肌　股四头肌　臀大肌
髋内收肌

训练目的 力量

⚠️ 新手注意点：伸直腿的那侧骨盆不要上抬。

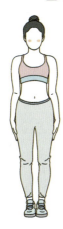

01

站立，身体挺直，双臂自然下垂。

02

双臂前平举，一侧腿侧向迈开约 1.5 倍肩宽，接着该侧腿屈膝屈髋，另一侧腿保持伸直。然后该侧腿发力，伸膝伸髋，回到起始姿势，换对侧腿重复上述步骤。两侧交替进行，完成规定次数。

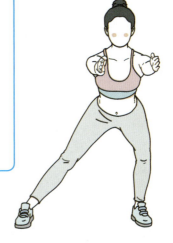

燕式平衡

主要肌肉　腘绳肌

训练目的　力量　平衡性

⚠ 新手注意点：非支撑腿的那侧骨盆不要上抬。

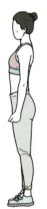
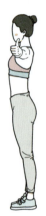

01

双脚并拢站立，背部平直，腹部收紧，双臂侧平举，拇指朝上。

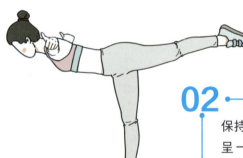

02

保持身体从头部与脚踝呈一条直线，俯身并向后抬高非支撑腿至躯干、大腿与地面平行，臀部收紧，支撑腿微屈。起身站立。完成规定次数，对侧亦然。

4

坚持科学训练，
和梨形身材说再见

4.1 初阶训练计划

初阶训练计划 Ⓐ　　　训练目的：减脂减重

第一项　力量训练

靠墙下蹲	20 次 / 组	3 组
静态臀桥	20 次 / 组	3 组

训练原则

2 个动作连一起做完后休息 1 分钟，总共做 6 组

第二项　有氧运动

上下踏板	15 分钟 / 组	1 组
原地跑	15 分钟 / 组	1 组

训练原则

2 种运动任选一种或搭配一起均可，总时长为 15 分钟

第三项　静态拉伸

大腿前侧肌肉拉伸（任选两个动作）	30 秒 / 组	1 组
大腿内侧肌肉拉伸（任选两个动作）	30 秒 / 组	1 组
小腿后侧肌肉拉伸（任选两个动作）	30 秒 / 组	1 组

训练原则

每个动作拉伸 30 秒，共做 3 组

初阶训练计划 Ⓑ　　训练目的：减脂减重

第一项　力量训练

徒手蹲 - 单腿	20 次 / 组	3 组
静态臀桥	20 次 / 组	3 组
侧平板支撑抬腿	20 次 / 组	3 组

训练原则

3 个动作连一起做完后休息 1 分钟，总共做 9 组

第二项　有氧训练

上下踏板	20 分钟	1 组
原地跑	20 分钟	1 组

训练原则

2 种运动任选一种或搭配一起均可，总时长为 20 分钟

第三项　静态拉伸

大腿前侧肌肉拉伸（任选两个动作）	30 秒 / 组	1 组
大腿内侧肌肉拉伸（任选两个动作）	30 秒 / 组	1 组
小腿后侧肌肉拉伸（任选两个动作）	30 秒 / 组	1 组

训练原则

每个动作拉伸 30 秒，共做 3 组

初阶训练计划 **C**　　训练目的：减脂减重

第一项 力量训练

原地分腿蹲	20 次 / 组	3 组
静态臀桥	20 次 / 组	3 组
蚌式支撑开合	20 次 / 组	3 组

训练原则

3 个动作连一起做完后休息 1 分钟，总共做 9 组

第二项 有氧运动

上下踏板	30 分钟	1 组
原地慢跑	30 分钟	1 组
跳绳 / 骑行	30 分钟	1 组

训练原则

3 种运动任选一种或搭配一起均可，总时长为 30 分钟

第三项 静态拉伸

大腿前侧肌肉拉伸（任选两个动作）	30 秒 / 组	1 组
小腿后侧肌肉拉伸（任选两个动作）	30 秒 / 组	1 组
足部肌肉拉伸（任选两个动作）	30 秒 / 组	1 组

训练原则

每个动作拉伸 30 秒，共做 3 组

初阶训练计划 Ⓓ　　训练目的：减脂减重

第一项　力量训练

侧弓步	20 次 / 组	3 组
单腿硬拉	20 次 / 组	3 组
蚌式支撑开合	20 次 / 组	3 组

训练原则

3 个动作连一起做完后休息 1 分钟，总共做 9 组

第二项　有氧运动

上下踏板	40 分钟	1 组
原地跑	40 分钟	1 组
跳绳 / 骑行	40 分钟	1 组

训练原则

3 种运动任选一种或搭配一起均可，总时长为 40 分钟

第三项　静态拉伸

大腿前侧肌肉拉伸（任选两个动作）	30 秒 / 组	1 组
小腿后侧肌肉拉伸（任选两个动作）	30 秒 / 组	1 组
足部肌肉拉伸（任选两个动作）	30 秒 / 组	1 组

训练原则

每个动作拉伸 30 秒，共做 3 组

4.2 高阶训练计划

高阶训练计划 Ⓐ	训练目的：紧致塑形

第一项 力量训练

弓步向后	8~12 次 / 组	4 组
单腿臀桥	8~12 次 / 组	4 组
蚌式支撑开合	8~12 次 / 组	4 组

训练原则

每个动作做完 4 组再进行下二个动作，每组和每个动作间休息 1 分钟

第二项 有氧运动

开合跳 + 原地踏步	1 分钟 +1 分钟	3 组
滑雪跳 + 原地踏步	1 分钟 +1 分钟	3 组
提踵蹲跳 + 原地踏步	1 分钟 +1 分钟	3 组

训练原则

3 组动作连一起做完后休息 1 分钟，总共做 3 组

第三项 静态拉伸

大腿内侧肌肉拉伸（任选两个动作）	30 秒 / 组	1 组
小腿后侧肌肉拉伸（任选两个动作）	30 秒 / 组	1 组
足部肌肉拉伸（任选两个动作）	30 秒 / 组	1 组

训练原则

每个动作拉伸 30 秒，共做 3 组

高阶训练计划 ⓑ　　训练目的：紧致塑形

第一项 力量训练

保加利亚深蹲	8~12 次 / 组	4 组
侧弓步	8~12 次 / 组	4 组
单腿臀桥	8~12 次 / 组	4 组
蛙式支撑开合	8~12 次 / 组	4 组

训练原则

每个动作做完 4 组再进行下二个动作，每组和每个动作间休息 1 分钟

第二项 有氧运动

开合跳 + 原地踏步	2 分钟 +1 分钟	2 组
滑雪跳 + 原地踏步	2 分钟 +1 分钟	2 组
提踵蹲跳 + 原地踏步	2 分钟 +1 分钟	2 组

训练原则

3 组动作连一起做完后休息 1 分钟，总共做 6 组

第三项 静态拉伸

大腿前侧肌肉拉伸（任选两个动作）	30 秒 / 组	1 组
小腿前侧肌肉拉伸（任选两个动作）	30 秒 / 组	1 组
足部肌肉拉伸（任选两个动作）	30 秒 / 组	1 组

训练原则

每个动作拉伸 30 秒，共做 3 组

　　高阶训练更适合已经完成减脂计划的塑形增肌人群，体脂、体重超标者不建议进行该训练。建议在有教练或专业人士的指导下完成高阶训练，这样更安全。

　　当感到无法完成时，可以选择减少组数、次数，以自身感受为主，不要强行运动。

5

改变生活习惯，
让双腿越来越美

5.1 改变不良姿势，塑造完美腿形

正确的姿势要求

日常生活中引起身体不适的因素有很多，不良姿势就是其中一个。在平时的工作和生活中，保持正确的姿势对于塑造一双美腿尤为重要，还可以帮助我们告别身体不适。让我们一起看看正确的日常姿势吧！

● 正确的站姿 ●

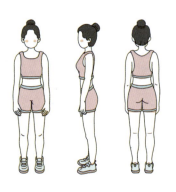

正面观察

头部应该端正，双肩应该保持在同一高度，双脚间距应约为髋宽，脚尖朝前。

侧面观察

耳朵应该与肩部保持在同一垂直平面内。双肩应该保持平直，脊柱应该自然直立，膝盖应该微微弯曲，脚掌应该与地面保持接触。

背面观察

身体从后颈到臀部中心应该在一条垂直于地面的直线上。双脚连线的中点也应该在同一条垂直线上。

正确的走姿

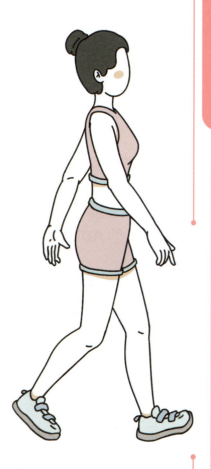

昂首挺胸

保持头部昂起，不低垂或高仰，目视前方，挺起胸膛。

肩部放松

让肩膀自然下沉，不要耸肩或紧张。

手臂自然前后摆动

让手臂自然地摆动，轻松地随着步伐前后摆动，不要过于僵硬或紧张。

大腿带动小腿

迈步时，应该是大腿带动小腿前进，而不是小腿单独前进。

脚跟先于脚尖着地

迈步时，脚跟先着地，然后逐渐向前滚动到脚尖着地，这有助于平稳地行走。

5.2 学会保养，告别腿部问题

选择一双适合自己的鞋子

对于每位女性来说，选择一双适合自己的鞋子非常重要。对于拥有梨形身材的女性来说，一双合适的鞋子有助于打造更加完美的腿形。

• 选择合适鞋子的要点 •

选择符合自己脚形的鞋子

每个人的脚形都有所不同，有些人的脚比较扁平，有些人的脚背高，所以在选择鞋子时，需要选择符合自己脚形的鞋子。

注意鞋跟高度和材质

在选择鞋子时，需要注意鞋跟的高度和材质，透气、防滑的鞋子更适合日常穿着。

鞋子的最宽处与脚的折弯点在同一位置

脚的折弯点指脚背和脚掌之间的转折点，穿上鞋后，其应该与鞋子的最宽处在同一位置，这样才能保证脚部的舒适度。

傍晚买鞋

傍晚时人的脚会胀至最大，此时可以买到最合适的鞋子。研究表明，人的脚在每天傍晚时，会比清晨起床时大 7% 左右。

用正确方法判断尺寸

正确的量鞋方法是穿上鞋后，用手指轻轻按压脚尖部分，确保该部分有足够的空间。

总体来说，一双好鞋不仅关乎美观，更与我们的健康息息相关。因此，选择合适的鞋子非常重要。千万不要选择不合适的鞋子，这样会损害自己的脚部健康。

关注腿部静脉曲张问题

由于久坐、久站或长期姿势不正确，很多女性的双腿上出现了青筋，形成了恼人的静脉曲张。那么，为什么会形成静脉曲张呢？根本原因是我们长期处于坐或站的状态，导致腿部静脉血液无法正常回流，静脉压逐渐升高，血管间的瓣膜产生炎症、渗漏，部分静脉血液停留在血管和细胞间质中，使得血管膨胀并浮现在皮肤上，形成静脉曲张。

静脉曲张自我检查

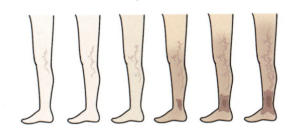

- 出现腿部肿胀、僵硬、酸痛、麻木、疼痛、浮肿等症状。
- 左右腿粗细差异变大，腿部压下去有凹陷。
- 腿部出现青紫色或树枝状的血管。
- 腿部容易感到疲倦。
- 腿部容易抽筋。
- 腿部有不自然的疼痛感。

如何预防静脉曲张

- 保持运动：规律运动至关重要。像散步、骑自行车、游泳和瑜伽这样的运动可以改善腿部血液循环，增强静脉功能。
- 避免长时间站立或坐着：如果工作需要长时间站立或坐着，要经常休息，伸展腿部，改变姿势。坐着时避免跷二郎腿。
- 穿压缩袜：压缩袜对腿部施加压力，有助于改善循环，减少与静脉曲张相关的肿胀。按照医护人员的指示穿着压缩袜，特别是在长时间站立或坐着时。

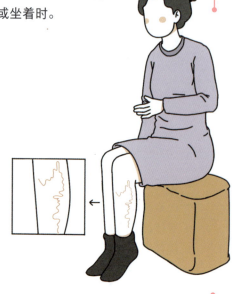

5.3 生活中的美腿保养小技巧

　　匀称的美腿是大多数女性的追求，但是因为一些因素，如长时间坐着办公，以及跷二郎腿、盘腿等不良坐姿等，有些人的小腿肌肉过度发达。此外，一些上班族长期日夜颠倒，这会让身体水分运行渐渐受阻，小腿产生浮肿现象。

　　除适度的运动和按摩外，生活中的一些保健小技巧也能改善上述症状，让双腿变得更加纤细动人，让我们一起学习下吧！

穿高跟鞋的技巧

- 高度适中：对于初穿高跟鞋的人来说，建议从较低的鞋跟开始，如 3~5 厘米。这个高度相对容易适应，不会给脚部和腿部带来过大的压力。

- 鞋跟形状：粗跟高跟鞋比细跟高跟鞋更稳定。粗跟可以分散脚部承受的压力，减少脚趾和脚掌的疼痛感。

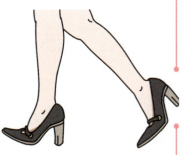

- 材质和款式：选择柔软的皮革或羊皮材质的高跟鞋，这种材质比较贴合脚部，能够减少摩擦和不适感。

- 行走技巧：迈步时，脚跟先着地，然后过渡到脚掌，最后脚尖用力蹬地。步幅要比穿平底鞋时小一些，这样可以更好地控制平衡。

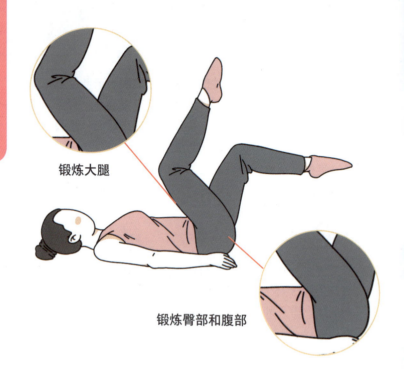

锻炼大腿

锻炼臀部和腹部

多做仰卧蹬车运动

    平时在家躺在床上时，可以进行仰卧蹬车运动，它能锻炼臀部、腹部和大腿正前方的股四头肌。做该运动时可用手支撑，建议每做 15 分钟休息一下，这个动作非常简单，赶快运动起来吧！

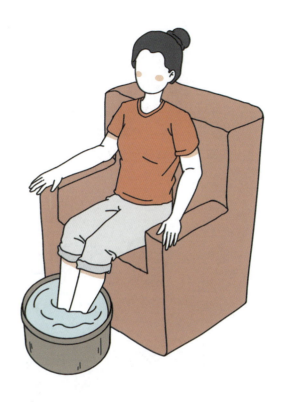

日常生活中多泡脚

当双脚浸泡在温水中时，水的温热刺激会使血管扩张。这有助于促进足部以及全身的血液循环。对于那些经常手脚冰凉的人来说，泡脚可以让温暖的血液更好地输送到四肢末梢，从而缓解手脚冰凉的症状，也有助于改善腿部肌肉紧张。这有助于身体排出多余的水分和毒素，让我们更加健康。

5.4 巧妙装扮，梨形身材也不怕

梨形身材的痛点，在于上半身与下半身在视觉上的不平衡。因此，对于拥有梨形身材人来说，穿搭关键在于——「放对焦点」。通过「突显上半身『淡化下半身』，将视觉重点集中在纤细的腰部，就能简单地让上半身和下半身达到视觉上的平衡。

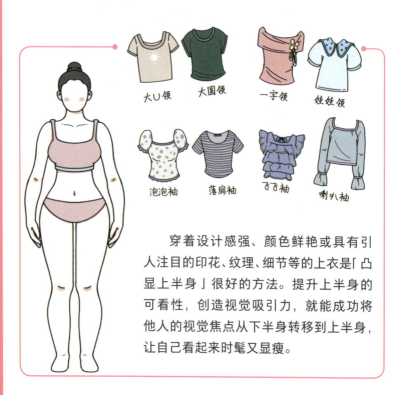

大U领　　　大圆领　　　一字领　　　娃娃领

泡泡袖　　　落肩袖　　　飞飞袖　　　喇叭袖

穿着设计感强、颜色鲜艳或具有引人注目的印花、纹理、细节等的上衣是「凸显上半身」很好的方法。提升上半身的可看性，创造视觉吸引力，就能成功将他人的视觉焦点从下半身转移到上半身，让自己看起来时髦又显瘦。

下面介绍几个穿搭小妙招，让你轻松掌握梨形身材穿搭秘籍。

A 字裙遮挡臀腿赘肉

A 字裙是一种从腰部向下逐渐变宽的裙子，形状类似于字母"A"。其能够有效遮盖宽大的骨盆和大腿的赘肉，还能让腿看起来更长，对梨形身材有很好的修饰作用。

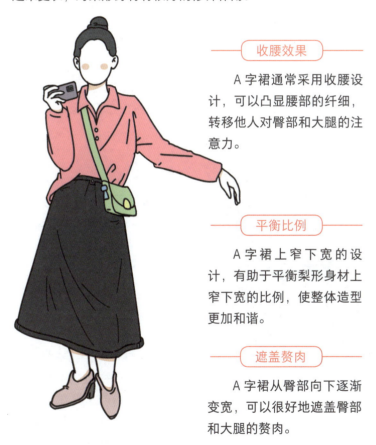

收腰效果

A 字裙通常采用收腰设计，可以凸显腰部的纤细，转移他人对臀部和大腿的注意力。

平衡比例

A 字裙上窄下宽的设计，有助于平衡梨形身材上窄下宽的比例，使整体造型更加和谐。

遮盖赘肉

A 字裙从臀部向下逐渐变宽，可以很好地遮盖臀部和大腿的赘肉。

增加垫肩，平衡下半身曲线

　　梨形身材上窄下宽，导致下半身的肥胖更为突出，最简单的修饰方法就是改善肩部线条。可以适当穿一些具有垫肩的上衣，将视觉焦点转移到上半身，使其成为整体造型的重点。

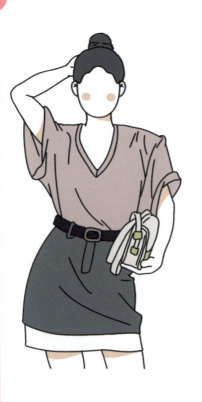

视觉平衡

　　垫肩可以增加肩部的宽度，从而在视觉上让上半身与下半身的宽度相平衡。

改善比例

　　垫肩可以改善肩部的轮廓，创造出更加和谐的头身比例，对那些肩部较窄的人来说，效果更佳。

强调上半身

　　垫肩的设计可以吸引他人视线向上移动，从而减少其对下半身的注意力，对那些希望减少他人对臀部和大腿区域关注的人来说，效果更佳。

上衣的色彩不能太单调

具有梨形身材的人应选择具有大面积花纹配色的上衣，下半身搭配简单的裤装。吸睛的上衣能够让他人视线聚集在上半身，从而弱化其对宽大下半身的关注。上半身还可以搭配色彩鲜艳的配饰。

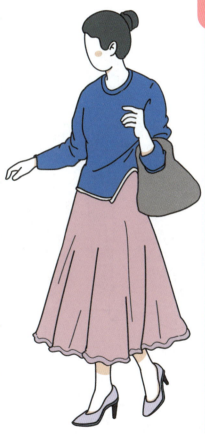

深浅搭配

使用深浅不同的颜色进行搭配，例如，深色的下装搭配浅色的上衣，这样可以吸引他人视线向上移动，减少对下半身的注意。

色彩对比

通过对比色或互补色来增加视觉冲击力，例如，蓝色上衣搭配橙色下装，使整体造型更加生动。

配饰点缀

使用色彩鲜艳的围巾、手提包等配饰，为整体造型增添亮点。

运用腰带塑造腰线

腰带对于具有梨形身材的人来说，可谓最佳配饰。腰带能够收紧腰部，凸显自然的腰部曲线，还能在视觉上拉长腿部的长度，让整个人显得很高！

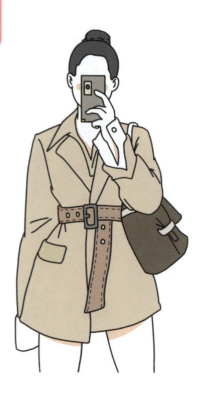

潮流搭配

可以选择将腰带系在针织外套或短款大衣的外面，让整个人看起来更有气场。

增加亮点

在浅色的上衣和裤子上，系上深色的腰带，可以让他人的视线上移，也能为穿搭增加亮点。

多变风格

有多种材质的腰带，如皮质腰带、编织腰带、金属链等，可以根据不同的服装和场合选择适合的腰带。

叠穿修饰臀部线条

叠穿是一种时尚搭配技巧，特别适合用来修饰臀部线条，尤其对于拥有梨形身材的人来说，这样不仅可以修饰臀部线条，还可以提升整体造型的时尚感，彰显个性。

层次分明

叠穿不同长度的上衣，例如，短款套头衫内搭一件中长款衬衫，这样可以创造出视觉上的层次感，分散他人对臀部的注意。

选择裙装

选择 A 字裙或蓬蓬裙，遮盖臀部。同时，宽松的裙摆也有助于分散他人对臀部的注意。

延长线条

在套头衫内多加一件白色 T 恤，能够延长纵向线条，达到遮肉显瘦的效果。

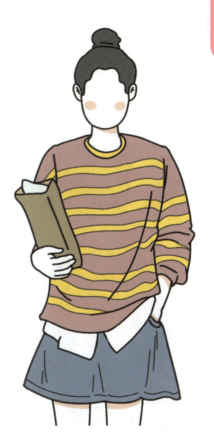

穿搭阔腿牛仔裤，弱化腿部线条

阔腿版型的牛仔裤是拥有梨形身材的人的首选，其不仅能把宽大的胯和较粗的大腿藏好，而且能让双腿看起来更修长。

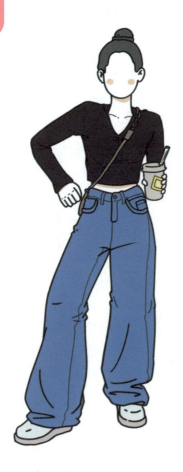

搭配简约上衣

搭配简约的上衣可以让上、下半身在视觉上更平衡，避免整体造型过于臃肿。

磅数要高

在材质上要挑选磅数高的牛仔布料，这种布料较为硬挺，能在视觉上让腿部线条更流畅。

适当露肤

选择V领或无袖的上衣，适当增加露肤度，平衡宽松裤腿带来的厚重感。

5.5 吃得健康才能轻松打造超级身材

营养是体重管理和健康生活除运动外的另一个关键组成部分。为了支持运动带来的积极变化，并确保身体得到最佳的营养支持，了解并合理摄入常量营养素至关重要。

碳水化合物

身体的主要能量来源。

以葡萄糖形式为身体提供能量。

成人推荐摄入量占总能量的 45%~65%。

蛋白质

身体的构建材料，用于修复和构建肌肉和皮肤等。

参与酶合成和激素分泌等生理功能。

成人推荐摄入量占总能量的 10%~35%。

脂肪

能量密集型营养素，每克脂肪提供 9 大卡能量。

分为饱和脂肪酸、不饱和脂肪酸和反式脂肪酸。

必需脂肪酸（如 ω-3 和 ω-6）对健康至关重要。

成人推荐摄入量占总能量的 20%~35%。

注意点

碳水化合物摄入量如果超出身体的能量需求，可能导致脂肪积累。

蛋白质有助于增加饱腹感，应适量摄入。

脂肪不应被完全排除在饮食之外，但应选择健康脂肪源，避免反式脂肪酸。

打造纤细美腿的日常食物推荐

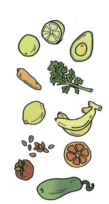

高钾食物

钾质有助于平衡体内的钠含量，促进多余水分的排出，缓解大腿水肿。芹菜、番茄、萝卜、香蕉、薏仁、冬瓜等食物都是钾的良好来源。

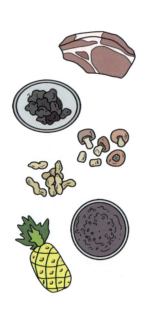

富含维生素 B 族的食物

维生素 B 族对促进脂肪分解和新陈代谢具有重要作用，特别是维生素 B_1、维生素 B_2，它们分别对糖分代谢和脂肪代谢有显著的促进效果。肉类、木耳、蘑菇、花生、黑糯米、菠菜等食物富含维生素 B 族。但要注意均衡摄取该类食物，避免过量而影响健康。

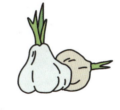

温热性食物

　　血液循环不佳很可能导致腿部肿胀。该类人群可以通过食用大蒜、生姜、辣椒等温热性食物来改善血液循环。

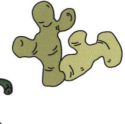

不同食材助力塑造纤细美腿

木瓜

　　木瓜富含维生素 A、维生素 C、维生素 E 以及木瓜蛋白酶。维生素 C 有助于胶原蛋白的生成，这对于维持血管和皮肤的弹性至关重要。木瓜可以帮助减轻腿部炎症。如果你因长时间站立或坐着导致腿部肿胀，木瓜的抗炎特性可以缓解肿胀和不适。

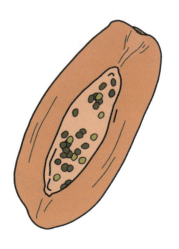

苹果

　　苹果是膳食纤维、维生素 C 和多种抗氧化剂的良好来源。苹果中的纤维有助于促进消化，预防便秘。健康的消化系统可以确保营养物质被高效吸收，这对于维持腿部肌肉和皮肤的健康非常重要。维生素 C 有助于胶原蛋白的合成，使腿部皮肤看起来更年轻。

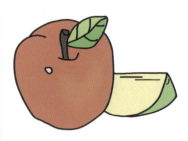

奇异果

奇异果富含维生素 C、维生素 K 和钾。维生素 K 对血液凝固和血管健康很重要。钾有助于调节身体的液体平衡，可以防止腿部水分潴留。钾的适当平衡还可以确保腿部肌肉的正常功能。奇异果中高含量的维生素 C 可以增强胶原蛋白的生成，强化腿部的结缔组织，使腿部肌肉更紧实。

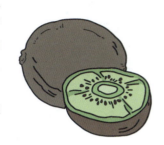

菠菜

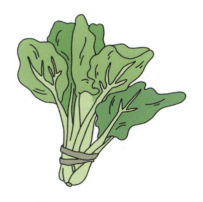

菠菜是一种营养丰富的绿叶蔬菜，富含铁、钙、维生素 K 和维生素 A。铁是红细胞生成的必需元素，红细胞将氧气输送到腿部的肌肉和组织。维生素 K 对血液凝固和血管健康至关重要。维生素 A 有助于皮肤健康，可以使腿部皮肤保持柔软和有弹性。

红豆

红豆是蛋白质、纤维和多种矿物质（如镁和钾）的良好来源。蛋白质是肌肉修复和生长的必需元素。纤维有助于消化，可以改善肥胖，使腿部看起来更纤细。镁对神经功能和肌肉放松很重要，镁可以防止腿部抽筋，减少腿部不适的发生。

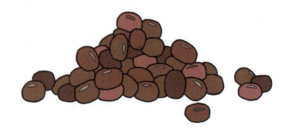

芹菜

芹菜热量低，但富含纤维和水分，前者有助于保持身体水分平衡，这对于维持腿部皮肤的弹性很重要；后者有助于消化，可以防止水分潴留。芹菜中还含有维生素K，有助于腿部血管的健康，降低静脉曲张的风险。

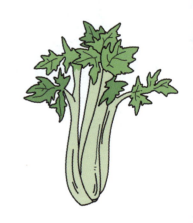

芝麻

芝麻富含健康脂肪、蛋白质、钙和铁。健康脂肪富含不饱和脂肪酸有助于降低胆固醇水平。蛋白质是肌肉修复和生长的必需元素，

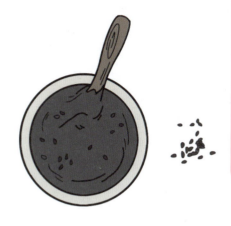

钙对强健骨骼很重要。铁是红细胞生成的关键元素。芝麻中的钙可以强化腿部骨骼，降低骨折和其他骨骼问题的风险。

大豆

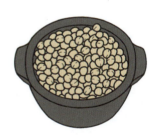

大豆富含蛋白质和异黄酮。异黄酮是具有类似雌激素效果的植物类化合物。它们可以帮助改善皮肤弹性，减少皱纹的出现。蛋白质有助于构建和维持强壮的腿部肌肉，使腿部看起来更健美。

将上述食材融入日常饮食，不仅可以享受到美味，还能助力瘦腿，实现健康与美丽的双赢。